¡CURAS NATURALES PARA UNA SALUD PERFECTA!

Jesucristo Lo Sanará, Pero los Médicos no

¡CURAS NATURALES PARA UNA SALUD PERFECTA!

Jesucristo Lo Sanará, Pero los Médicos no

Por: Shelly Jenkins, BSN, RN

ÍNDICE

Dedicatoria

A Stephanie, Aniya y
Aaron,
Mi inspiración para
mantenerme bien.

Capítulo Uno
¿Qué es la Salud Divina?

"El Reino de Dios es como un tesoro...", dijo Jesús en Mateo 13:44, "escondido en un campo por años" y luego hallado accidentalmente por un intruso. El buscador está extasiado — ¡qué hallazgo! — y procede a vender todo lo que posee para recaudar el dinero y comprar ese campo.

Si vemos detenidamente este pasaje de las Escrituras, notamos que Jesús nos da una lista de requisitos previos, necesario para ingresar a su sistema del cuidado de la salud. El intruso lo encuentra "por accidente", tira la otra forma de vivir vendiendo todo lo que posee. Luego está dispuesto a pasar por un proceso (recaudar dinero) para comprar el campo y mudarse a vivir en un lugar nuevo porque ya no tiene dónde morar; está comenzando una nueva forma de vida. Cualquier cosa que tiene que ver con el Reino de Dios es mucho mejor, debido al estándar de calidad. Dios está esperando que alguien crea y esté de acuerdo con él para mostrarle **sus** estándares. Los estándares de Dios son más altos que los nuestros, y él nunca los baja; somos nosotros los que debemos crecer para alcanzarlos. Después de todo, Él es el Rey ¿no es cierto? Y si somos sus hijos, entonces ¿qué querrá él para nosotros? LO MEJOR.

De hecho, esto es lo que Jesús quiere para todos; él pasó por cosas terribles para pagar para que pudiéramos tenerlo - 39 latigazos, según recuerdo (por lo tanto, para nosotros no tiene ningún costo). En el sistema de Dios no se paga por la salud, no es asunto de dinero como en el caso del perverso sistema de la tierra. Es una herencia.

"Tengo un Sistema del Cuidado de la Salud...", me dijo un día. Cuando él me dio esta revelación, sentí que iba hacia algo y quería que yo también fuera allí.

"¡Qué! ¿¿Qué quieres decir?? ¿Por qué me estás diciendo esto, le pregunté? He hecho una carrera en el campo de la medicina, podría haber usado este conocimiento desde hace años; ¿por qué hasta ahora me dices esto?" Hubo un silencio, luego: "porque no lo hubieras creído", me contestó. Y tenía razón. Para mí esto fue como hallar un tesoro escondido. ¿Tiene Jesús un sistema del cuidado de la salud? Empecé a pensar y a recordar. Él sanó a muchas personas, por años yo leí las historias en la Biblia; hubo curaciones milagrosas: personas cojas, sordas y mudas que volvieron a caminar, hablar y escuchar. Las cosas difíciles se solucionaban, la maldición de la lepra y la epilepsia desaparecían. Otras enfermedades, como problemas femeninos y fiebres, (lo común) se sanaron; varias personas más fueron restaurados

de manías y enfermedades
mentales (lo real), y de
deformidades (lo feo). ¡Incluso
resucitó a los muertos! (lo que
hace exclamar "¡¿HIZO QUÉ?!")

Jesús era un sistema de
salud en una sola persona. Iba
sanando a todos de todo, las
multitudes lo seguían lo que,
eventualmente, llevó a que lo
asesinaran; incluso la gente más
dura vio que los resultados eran
REALES.

Pero ¿es posible tener un
estilo de vida de sanidad
constante?, ser sanados cada día,
de cada cosa. Un sistema… que
no es lo mismo que un milagro
de un solo día. Las personas a las
que Jesús sanaba no volvían
"porque la sanación no había
funcionado". No tenía clientes

habituales ni registros médicos;
"que prosperes y tengas buena
salud, así como prospera tu
alma", 3 Juan 1:2; esto es lo real.
Yo sé que ocurren accidentes y,
sí, la gente se enferma, pero creo
que debemos aceptar la palabra
de Dios y decir que *no debe*
haber nada malo en nosotros.
¿Cuántas personas pueden decir
esto hoy? Sabemos que el
sistema actual de atención
médica es tan complejo y costoso
que ninguna solución parece
funcionar, sin importar quién
trate de solucionarlo. Con todos
sus logros, avances y maravillas
tecnológicas, todavía es mediocre
- en el mejor de los casos.
Especialmente comparado con lo
que hizo Jesús.

Pero ¿tiene Dios un *sistema* de **cuidado de la salud**? ¿Un sistema que nos haga permanecer sanos? ¿Tiene *una forma* de cuidar nuestra salud? **Sería** difícil servirle si estoy enfermo. Veamos, toda mi vida he usado el perverso sistema de cuidado de la salud de la tierra (como mi pastor se refiere a él): he tenido que concertar citas, copagos y deducibles. He tenido que llamar y cancelar o pagar el cargo de $25 "por no habernos llamado para que pudiéramos darle su cita a otra persona". He esperado en el teléfono y mientras esperaba, me han colgado. Me han pedido que reprograme mis citas o me han dicho que debo esperar durante semanas. Me dijeron que no aceptan pacientes nuevos y

que no aceptan ese seguro;
incluso que no me aceptan sin
seguro. He visto anuncios que
decían que cierto medicamento
produce más efectos secundarios
que los que cura, y antibióticos
que se administran gratuitamente.

¡Un día me enojé tanto en
el consultorio de un médico que
quité la hoja de registro del
tablero para mostrarle a esa gente
que no siempre tenían el control!
La sala de espera llena de gente
se puso realmente interesante;
todos esperaban que las cosas
fueran según se acostumbra:
"primero en llegar, primero en
ser atendido". ¡Les tomó 30
minutos descubrir que la hoja
realmente había desaparecido!
De acuerdo, no pude evitarlo, yo
estaba enojada, pero debe admitir

que fue muy creativo. Les
devolví la hoja de registro
cuando comenzaron a portarse
amables conmigo y desde
entonces me tratan con respeto.
Ahora, no me malinterpreten,
cualquier sistema es mejor que
ningún sistema. Pero lo que Dios
me estaba diciendo es que
existen dos sistemas aquí: el
Reino de Dios y el perverso
sistema de salud de la tierra.
Ambos proporcionan diferentes
resultados también; créame, lo
sé, y usted también lo sabe.

Entonces me pregunté:
¿cuál es el sistema de Dios del
cuidado de la salud?, ¿qué
aspecto tiene la "Salud Divina"?
No creo que Dios únicamente
quiera que seamos sanados, sino
también que permanezcamos en

la "Salud Divina". Cuando los hijos de Israel partieron de Egipto, Dios les dijo que comieran una comida específica. Y cuando salieron al día siguiente "no hubo entre ellos ningún enfermo". Salmos 105:37. Así es recibir la salud divina; nadie se enfermó durante el viaje a la Tierra Prometida, para el que necesitaban estar sanos, ya que el mismo era la voluntad de Dios para ellos. Pero actualmente hemos fallado en eso, ¿por qué?

Primero, creo que hemos confiado en el sistema equivocado para las cosas equivocadas. Hemos puesto nuestra confianza en el sistema perverso y corrupto de la tierra y en sus estándares de salud, esperando obtener respuestas positivas.

Actualmente algunas personas recurren a Dios en busca de su voluntad, pero luego usan el **modo** del perverso sistema de la tierra para obtener la salud. Por ejemplo, pagamos y pedimos tratamientos, o buscamos una pastilla o una respuesta rápida AHORA, sin permitir que la fe haga el pago y que luego sea Dios, el esfuerzo y el tiempo los que nos den las respuestas. Confiamos en la oración y luego nos sentamos a esperar a que "algo suceda", sin tomar ninguna acción posterior.

No hemos entendido un concepto importante: "nuestra parte", por lo que perdemos la bendición. Creemos que no se requiere de una acción real... de nuestra parte. Hemos pedido, pero no hemos recibido porque esperamos que Dios y sus maravillas actúen, que hagan lo que solo él puede hacer mejor. Queremos que él lo haga todo. Pero luego no pasa nada y preguntamos ¿por qué?; entonces comenzamos a hundirnos. No creemos que Dios vaya a hacer algo o creemos que sí lo hará, pero no sabemos cuándo. Simplemente no creemos que nos vaya a pasar a nosotros. Mientras tanto, sufrimos.

Creo que esto se debe a que después no "tomamos nuestra camilla y caminamos", como le mandó Jesús. No nos levantamos y comenzamos a hacer lo que NOSOTROS podemos, nuestra parte. Es un acto de fe; **nosotros** somos los que tenemos que "caminar". Cuando trabajamos con Dios, no esperemos a que Dios actúe, sus resultados se manifiestan.

Medite usted en esto: si ha estado enfermo durante largo tiempo y luego alguien le dice que se levante y comience a caminar, *sería* una locura pensar que eso puede suceder. La mayoría de nosotros ni siquiera lo habría intentado, y probablemente hay quienes ni siquiera pueden imaginarse cómo sería el hecho de caminar. No sabemos cuánto esfuerzo nos tomaría, después de haber estado débiles por tanto tiempo; pensaríamos que para eso se necesita un milagro. Pero debemos intentarlo, incluso si el primer día solo podemos dar un paso.

Es un pensamiento aterrador salir de nuestro Egipto, al desierto, en donde nunca había estado antes, como lo hizo Israel, especialmente si no comprendemos cómo va a proveernos Dios y qué nos puede pedir que hagamos. A pesar de que le hemos pedido libertad, en realidad no sabemos lo que eso significa, cómo se verá, a dónde nos llevará y qué requerirá. Bueno, requerirá fe.

Capítulo Dos
Fe

"En realidad, sin fe es imposible agradar a Dios, ya que cualquiera que se acerca a Dios tiene que creer que él existe y que recompensa a quienes lo buscan". Hebreos 11: 6. El concepto de fe en el cristianismo siempre me ha dejado perpleja. La fe tiene sustancia porque viene de lo sobrenatural y es una fuerza de vida. Todo lo que proviene de Dios tiene vida, por lo tanto, sustancia. Pero la sustancia no aparece aquí. Cuando aparece, se le llama manifestación, ¿pero hasta que aparece se le llama fe? ¡Qué confuso!

Como lo mencioné antes,
yo misma he caído en eso,
creyendo que había que orar y
después esperar a que Dios
hiciera lo que le pedía. Nunca
pensé en aplicar esto, usar este
concepto de fe para mi salud.
Descubrí que funcionaba al
revés: yo actúo primero, luego
Dios actúa. Un ejemplo de actuar
en fe, según se nos ordena, para
luego recibir sanación, lo vemos
en la historia de los diez
leprosos, en Lucas 17:14. Jesús
los mandó a que se presentaran
ante el sacerdote y "cuando iban"
recibieron la sanidad. Pero
tuvieron que confiar en su
palabra, levantarse, e ir al
sacerdote para recibir la
manifestación de su sanación. Lo
mismo sucedió con el hombre en

el estanque de Bethesda a quien Jesús le dijo que se levantara, tomara su camilla y caminara (Marcos 2:11). Estas personas siguieron las instrucciones al pie de la letra.

Pero Dios comenzó a mostrarme que él deseaba que yo creyera para tener un nivel de salud más alto, la sanidad divina. Es la sanidad en la que podemos tener un papel activo y recibir sus resultados permanentes; es una forma sistemática de obtener la salud. Esto me lo mostró Jesús en la cruz cuando dijo, "todo está consumado", lo que significa que el camino y el poder para tener salud están ahora 'en mi cancha'. Ya no tenía que volverla a pedir; solo tendría que seguir las reglas del Reino de Dios para que se manifestaran en mi vida. Es un beneficio de la vida del Reino o su ciudadanía. Un principio del Reino es que no se trata de pescar un pez para comer un día, sino de aprender a pescar y comer de por vida.

Como Dorothy en el Mago de Oz, '¡ya estás parada en los zapatos, cariño!' (me encanta esa película, así que la usaré como ejemplo). Los zapatos, simbólicamente hablando, eran la fuente del poder. Sí, ella ya tenía el poder y yo ya tengo el poder. "todas las cosas que pertenecen a la vida y a la piedad" (2 Pedro 1:3) están en mi interior. Dorothy lo descubrió como yo lo descubrí, al final de la película, ¡ja, ja! En realidad, no son los zapatos, es lo que yo soy cuando camino con esos zapatos.

Más aún, la mayoría de las veces, Dorothy tenía que sentirse furiosa e impotente para usar el poder, ¡con el movimiento de sus rizos y demás! Incluso, de forma subconsciente, usó el poder cuando reclutó a sus amigos por medio de la fuerza del amor y la compasión, y cuando se enfrentó a la malvada bruja y a sus planes. Ella no se dio cuenta, pero estaba frustrada porque, al igual que a mí, no le dijeron lo que se supone que debía hacer para usar el poder. Pero pensemos esto: desde el día en que se paró en los zapatos, ella tenía que saber que no los recibió en balde. Incluso fue advertida: "pase lo que pase, ¡NO TE LOS QUITES!"

Además, aunque fuera a nivel inconsciente, ella sentiría que eran de gran valor, ¿no? Me gusta la escena en la cual la bruja trató de tocarlos, pero de ellos salió electricidad. ¡Impactante!

Esta historia me parece una buena lección, una lección objetiva: Dorothy no sabía lo mucho que recibió ese día; sobre todo, ¡no sabía que no necesitaba de un mago para que la ayudara! Me parece que esa es la forma en la que nosotros vemos a los médicos y a las personas del campo médico. Ellos son el gran y poderoso Oz. La gente corre hacia ellos, ponen mucha fe en ellos y exigen sus servicios, incluso hasta morir... Pero en la realidad de Dios, en este momento tenemos todo lo que necesitamos; entonces, ¿cómo podemos usarlo? ¿Cómo hacemos la conexión? ¿En quién pondremos nuestra confianza?

Hebreos 11 es mi capítulo de fe. La fe funciona así, yo tengo que dar el primer paso. Dios siempre me dice "Shelly, te estoy esperando". ¿Sabes qué me preocupa? Cómo pueden estar las personas en un barco que se hunde sin reconocer que algo está mal, sin pedir la ayuda y la guía de Dios, como en el Titanic. Luego no aceptan la ayuda cuando esta llega, como en el caso del bote salvavidas a medio llenar. A veces las personas no reconocen a Dios cuando aparece, ¿no es triste eso? Aunque no hagamos nada más, debemos tratar de establecer una señal o un enlace de comunicación más fuerte hacia Dios, a través de nuestras acciones. Pero, en cambio, decimos "¡Dios, te alejaste!"

Ayer una señora llegó a mi oficina, con dolor en el pecho, la llevó su jefe; ella me informó que ya había ido al médico quien, luego de realizar los exámenes, le dijo que todo estaba bien. Llamamos a su médico y nadie respondió; esperamos y llamamos nuevamente. Le dijeron que fuera a la clínica de atención urgente que quedaba a su vecindad, a las 5:30 de la tarde. Conversamos algunas cosas acerca de cambios en su estilo de vida; me mencionó que había hecho algunos cambios, pero no estaba dispuesta a hacer nada más. Le pregunté si había orado pidiendo la guía del Señor, ella se sorprendió un poco y me dijo que no lo había hecho. El dolor continuaba, y ella se agarraba el pecho. Sus signos vitales estaban bien, así que le pedí que llamara a algún familiar para que la llevara al médico, y le pregunté si prefería llamar a un equipo de rescate. No quiso llamar porque consideraba que su hermana iba a reaccionar de manera exagerada; tampoco quiso ir al hospital. Así que hice lo único que podía hacer, revisar el DEA (desfibrilador externo automático) para estar segura de que funcionaba. Imagínese usted.

Cuando mi señal hacia Dios se está debilitando, es porque estoy haciendo algo que no debería hacer, o porque estoy haciendo mucho (de lo que no es importante). No siempre estoy dispuesto a hacer algunas cosas, pero muchas veces mi éxito depende de lo que *estoy* dispuesta a hacer.

Escuché a un pastor decir que nuestra cultura depende en gran medida de los agentes que alteran el estado de ánimo y la mente (*Pharmacia*), cualquier cosa que nos haga sentir bien y nos anestesie ante las adversidades de la vida. Como resultado, no podemos sentir nada, así que no haremos nada.

Tirar mis medicamentos dentro de una gaveta, fue un acto de fe. Finalmente me había cansado del sistema perverso de la tierra. "Ok, Dios", dije, "ahora somos tú y yo (sin saber qué iba a suceder, o cómo)".

Las causas por las que comencé a tomar esas cosas volvieron. Adivine quién estaba ahora muy motivada y dispuesta a buscar la ayuda de Dios. Clamé por ella, yo no estaba acostumbrada a experimentar mis emociones y el dolor, ya que los anestesiaba rápidamente. Ahora tenía que empezar a aprender a lidiar con ellos de inmediato (con la ayuda de Dios, su gracia y su poder). Al principio fue aterrador, pero al usar ESE tipo de fe, él me empezó a mostrar lo que quería que hiciera.

Algunas barreras para este proceso son el miedo y el orgullo. "¡tengo temor!" (el antiguo miedo); o: "no voy a

hacer eso, ¿qué pensará la gente?” (el antiguo orgullo). O “quizá pueda parecer una tontería”, o “tendría que rebajarme, y eso es humillante” (la antigua locura). “No comeré vegetales mientras ustedes comen pizza”.
Pero en el Reino de Dios hay una cosa que no se puede ser: un cobarde. Y otra: un sabelotodo. Hay mucho trabajo por hacer si la aforística pelota está en nuestra cancha. De hecho, cada día cuenta.

Recuerdo, de cuando era niña, los titulares de las noticias sobre la "carrera hacia el espacio"; intentamos ganarles a los rusos y llegar antes a la luna, pero ellos salieron al espacio antes que nosotros. Teníamos temor de lo que ellos pudieran hacer con ese conocimiento y posición, así que no nos quedó más remedio que meternos a la batalla, era asunto de sobrevivencia. Nosotros no sabíamos lo que ellos harían a continuación. Así es como funciona el corrupto y perverso sistema de la tierra. Si no llegamos primero, nos derrotarán; cada segundo cuenta. Mientras escribo este libro, pienso en eso. Yo podría estar viendo televisión en lugar de escribirlo, pero la gente necesita ayuda. Y cuando estén dispuestos y listos, debe estar a su disposición; es parte del Sistema de Dios del Cuidado de la Salud. La información estará aquí, para ayudarlo cuando usted lo busque.

Capítulo Tres
¿Qué ha prometido Dios?

Creo que es fundamental saber qué esperar de Dios según lo que dice en su Palabra; yo busqué lo que está escrito en la Palabra de Dios. Tenga en cuenta que él no hubiera sanado a todas esas personas si no quisiera nuestro bien. Su deseo para nosotros es que tengamos "vida y vida en abundancia", Juan 10:10. Dos veces Dios nos dice en Deuteronomio 28 que si lo escuchamos y observamos sus mandamientos, él nos pondrá en alto en muchas áreas de la vida. Específicamente, Salmos 103: 2-3 nos dice que lo alabemos a él y que no olvidemos sus beneficios — Él sana todas nuestras

enfermedades — todas quiere
decir todas. El mismo poder que
nos trae la salvación, nos perdona
y sana nuestros cuerpos. Deles un
vistazo a estas escrituras en el
Antiguo Testamento:

Jehová Rapha significa
que él es "el SEÑOR que sana".
Éxodo 15:26.
Éxodo 23:25 Adora al Señor tu
Dios, y sus bendiciones estarán
en tu comida y tu agua. Yo
quitaré la enfermedad de entre
ustedes.

2 Crónicas 7:14 dice que
si "mi pueblo que se identifica
usando mi nombre se humilla,
ora, me busca y abandona su
mala conducta, entonces yo lo
escucharé desde el cielo,
perdonaré sus pecados y
restauraré el bienestar del país".

(Estas palabras) "dan vida a los que las escuchan; son como la salud para el cuerpo".
Proverbios 4:22

"Ten en cuenta a Dios en todo lo que hagas, y él te ayudará a vivir rectamente. No te creas más sabio que los demás; respeta al SEÑOR y aléjate del mal, pues eso será como medicina para tu cuerpo y como un refresco para tus huesos".
Proverbio 3: 6-8.

Job 2: 5 "Así que extiende tu mano y quítale la salud, ¡ten por seguro que te maldecirá en tu propia cara!" Satanás dice que Job estaba tan acostumbrado a gozar de buena salud, que no toleraría perderla.

En Salmos 41:3 dice: "El Señor le dará fuerzas en el lecho

del dolor; ¡convertirá su enfermedad en salud!" En el capítulo 104:15, "Y el vino que alegra el corazón del hombre, el aceite que hace brillar el rostro, Y el pan que sustenta la vida del hombre".

En el Nuevo Testamento vemos a muchas personas que recibieron sanidad total, lo cual fue un regalo que les permitió empezar una vida nueva.

Dios dice en 3 Juan 1:2 que él desea que disfrutemos de buena salud en cuerpo, mente y espíritu. Filipenses 3:21 nos dice que él cambia nuestros cuerpos en cuerpos gloriosos como el suyo.

"Entonces llamando a sus doce discípulos, les dio autoridad sobre los espíritus inmundos,

para que los echasen fuera, y
para sanar toda enfermedad y
toda dolencia. Mateo 10:1.
Estas escrituras que provienen
del mundo de Dios nos muestran
cuál es el deseo del corazón de
Dios para nuestra salud. No
debemos esperar menos.

Capítulo Cuatro
Jesucristo o el Doctor

Entonces, ¿qué sistema está usando usted? En el Reino de Dios no hay médicos ni enfermeras, solo "apóstoles, profetas, evangelistas, pastores y maestros, para el perfeccionamiento de los santos, para la obra del ministerio, para la edificación del cuerpo de Cristo". "Hasta que todos lleguemos a la unidad de la fe y del conocimiento del Hijo de Dios, a un varón perfecto, a la medida de la estatura de la plenitud de Cristo". (Efesios 4:12-13).

Esto es lo que Dios sabe que necesitamos; nos dio liderazgo, instrucción, supervisores y personas que nos instruyan para la vida. En el libro de 1 Reyes 17:10-24, vemos cómo la viuda de Sarepta obtuvo de Elías todo lo que necesitaba: recibió alimentos ilimitados y la resurrección de su hijo cuando este enfermó y murió. Elías era un profeta de Dios.

Pero el otro sistema consiste en una gran cantidad de individuos independientes unos de otros, que no trabajan de manera colectiva. Su propósito no es buscar el máximo bien y sus medios son ellos mismos; les interesan más los dólares, y sus curas solo funcionan temporalmente, para fallarnos después. Se trata de "Píldoras y cuentas, sólo píldoras y cuentas" (cita de la Sra. Snow en la

película 'Pollyanna'). Son
promesas que no pueden
mantener ante las personas que
han gastado todo su dinero y
ahora solo esperan la muerte, con
la esperanza de que el tiempo no
se les agote antes de que ocurra
el milagro.

Ahora, hay gente sincera
en ese campo, como yo.
Recibieron un duro
entrenamiento, trabajan mucho y
llegan a casa exhaustos (en mi
caso, yo tuve callos en los pies).
Han obtenido credenciales muy
costosas, han trabajado largas
horas y han pasado muchas
vacaciones sin su familia. La lista
de horas extras es muy extensa,
pero sencillamente, no sabíamos
lo que no sabíamos. Para las
personas que no tienen a Cristo,

tener algún tipo de sistema es mejor que no tener ningún sistema.

Finalmente, opté por **no** llamar a mi doctor, tirar todas las píldoras en una gaveta y decir: "bueno Dios, ahora quedamos solos tú y yo". Me llevó 30 años llegar allí. Ya no pude lidiar más con personas egoístas, costosos problemas médicos no resueltos y copagos iniciales, antes de poder ver resultados. Justo cuando dije que no iba a ir a otro hospital o doctor, sin importar lo que pudiera suceder, escuché una voz que me decía: "yo tengo un sistema del cuidado de la salud...". "¿Qué?", dije. Él repitió: "Tengo un sistema del cuidado de la salud". Ese día cambió mi vida y mi práctica médica. Me alegro porque no tenía otro recurso.

Las personas preferiríamos confiar en el sistema perverso de la tierra Y obtener buenos resultados, en lugar de confiar en Dios. De hecho, es posible que ni siquiera consideremos que puede haber otra forma de manejar la situación. En mi caso, el orgullo me impedía encontrar el tesoro escondido; se podría decir que yo invadí terrenos ajenos cuando lo encontré. Hoy le agradezco a Dios por enseñarme esto.

Capítulo Cinco
Obediencia

"Samuel respondió, ¿qué le agrada más al Señor: que se le ofrezcan holocaustos y sacrificios, o que se obedezca lo que él dice? El obedecer vale más que el sacrificio, y el prestar atención, más que la grasa de carneros". 1 Samuel 15:22.

Ahora que usted se ha vuelto a Dios para tener una mejor salud, es indispensable obedecer lo que él le muestre. Yo no hubiera podido tolerar las noches sin dormir y los dolores corporales si no hubiera tomado la decisión de hacer lo que Dios me mandase después de haber renunciado a las pastillas.

"Y Daniel propuso en su corazón no contaminarse con la porción de la comida del rey, ni con el vino que él bebía". Daniel 1: 8

Lo primero que Dios me dijo fue que revisara cómo estaba tratando yo a mi cuerpo, el templo de Su Espíritu. A lo largo de los años, le había hecho cosas terribles; le puse muchos productos químicos, fumaba, bebía, falta de sueño, largas horas de trabajo, lo hice pasar hambre, le metí comida chatarra, dos veces tuve heridas por accidentes, que requirieron puntos, huesos quebrados, muchas infecciones, varias cirugías. En general, yo lo estaba profanando y destruyendo. Es difícil vivir en la salud divina si somos parte del problema, por lo que tenemos que apartarnos de nuestros caminos de pecado. Así que, para cuando recurrí al sistema perverso de la tierra, yo no estaba en buena forma, pero después de su intervención, quedé agotada de batallar.

Quisiera reiterar que es mejor algún sistema que no tener ningún sistema, y ese me mantuvo hasta que pude llegar al punto de desesperación y de fe en lo que Dios tenía para ofrecerme. Y deseo señalar que a veces Dios permite que el otro sistema nos dé algún alivio, pero esa no es su elección ni su voluntad para nosotros.

Y permítanme decirles que las personas saben lo que deberían hacer con respecto a su salud. Lo sé porque no quieren escucharlo cuando se los digo; escuchan el regaño constante en su interior que les dice, "¡deja de fumar!"; "necesitas más descanso; deberías tomártelo con calma", o "deberías dejar de tomarlo con calma y ponerte a trabajar"; "ve a caminar" o "haz algo de ejercicio", o "¡deja de hacer tanto ejercicio, no seas extremista"! Y esto es lo peor: "¡Come esto" y "no comas eso!" "Detente", "no te detengas", "déjalo", "comienza". Entonces lo ignoramos todo hasta que sucede algo grave. Dejamos de hacerlo, luego lo hacemos un poco más.

Capítulo Seis
Presento mi Cuerpo

Romanos 12:1 "Cada uno de ustedes, en adoración espiritual, ofrezca su cuerpo como sacrificio vivo, santo y agradable a Dios... Así podrán comprobar cuál es la voluntad de Dios, buena, agradable y perfecta".

La ofrenda que el Señor dice que aprueba y bendice es el sacrificio aceptable. Abel presentó un sacrificio aceptable, el cual Dios dijo que aprobaba. En cambio, Caín lo hizo a su manera. Salomón le presentó a Dios sacrificios que fueron aprobados y bien recompensados.

Consagrarme (significa dedicarse para un propósito

sagrado) ha sido, probablemente, una de las cosas más difíciles que he hecho en mi servicio a Dios y para obtener la salud divina. Pero no puedo decir, de ninguna manera, que no valió la pena todo el esfuerzo que he hecho y sigo haciendo.

Al principio no lo entendía, especialmente porque no había mucha gente de la comunidad cristiana que me rodeaba que lo hiciera. De vez en cuando veía que alguien bajaba de peso o notaba que alguna persona tenía un cutis más claro y llamativo. Nos han dicho que dejemos de beber, fumar o comer de forma inadecuada. Yo no podía hacer eso: por lo general, cuando hay eventos en la iglesia, me siento más tentada por la comida que me ofrecen.

Yo fui criada por una adicta al azúcar, pero mi padre sí comía sano, hoy tiene 90 años; mi madre murió de diabetes y cáncer. Como yo pasaba la mayor parte del tiempo con ella, ¿adivina qué aprendí a disfrutar sin límites? Cuando comencé a tener problemas de salud, no sabía por dónde empezar. Empecé a darme cuenta de que iba a padecer muchos de los problemas de salud que tenían mis pacientes, pero de algo tenía certeza: no quería ir decayendo así.

"Presente sus cuerpos como sacrificio vivo, santo y aceptable para Dios, que es nuestro servicio responsable" Romanos 12: 1.

Comencé un proceso lento y tedioso de confrontar mis problemas con mi cuerpo. Dejé de consumir drogas y alcohol (gracias a Dios no llegué tan lejos como algunos de mis amigos de la universidad) y luché para salir del terrible hábito de la nicotina (ojalá nunca hubiera comenzado con esa costumbre fatal); me tomó cinco años dejarlo. Empecé a abordar el tema de la comida, principalmente debido a los problemas gastrointestinales que tuve toda mi vida. Cuando era adolescente, a veces terminaba en una camilla de la sala de emergencias de un hospital, con dolor; me tenían que poner antiácidos por vía intravenosa para calmar la acidez estomacal. Esto fue muy motivador.

Yo no lo podría haber logrado sin la fuerza de Dios. Él me enseñó el poder de la abstinencia, primero mostrándome que era intolerante a la lactosa; así que el primer milagro fue descubrir que debía abstenerme de tomar leche, la cual bebía por galones. Aunque yo ya era adulta, debido a que de niña todos los días en la escuela nos daban leche (todavía lo hacen en las escuelas), nunca cuestioné que algo que era bueno para la salud me estuviera matando. Cuando finalmente dejé de tomar leche, por primera vez en mi vida mi sistema digestivo se tranquilizó. No sabía que una persona pudiera llegar a sentirse así.

Otro problema que me estaba produciendo efectos debilitantes era la rigidez de mis articulaciones. Pensé que era debido al frío clima de Chicago, situado en el medio-oeste, pero no era eso sino una artritis que se estaba desarrollando debido a mi intolerancia al gluten. Me enteré, por pura casualidad, en una ocasión en la que tuve problemas con la rodilla debido a un desgarramiento del ligamento cruzado anterior.

En esa oportunidad escuché a una señora decir que había tenido tanto sobrepeso que ya no le quedaba más cartílago en las rodillas; sus huesos se friccionaban entre sí y era muy doloroso. Pero ahora se estaba absteniendo del trigo y todo el dolor había desaparecido. Bueno, yo ya sabía cómo se sentía eso, así que lo intenté. Más adelante un profesional de la medicina integrativa me confirmó que yo padecía de alergia al gluten; me dijo que tenía la Enfermedad Celíaca y que debía abstenerme de los productos que contienen trigo. En dos meses el dolor y la rigidez se habían ido; y probablemente la curación se demoró debido a que todo el trigo del que me atracaba al comer tanto pan (mis tranquilizantes) necesitó tiempo para salir de mi sistema.

Realmente no me di cuenta al principio, pero cuando llegó el siguiente invierno, yo ya no sentía rigidez; lo cual fue asombroso. Imagínese, no necesité ni una pastilla. Fue muy bueno haber recuperado la movilidad.

Romanos 14:20 "no destruyas la obra de Dios por amor a la comida".

Todavía tenía problemas de peso debido a un trastorno de alimentación, y dolor de espalda, que yo pensaba que estaba relacionado con el peso. Pero se descubrió (cuando enfrenté mi miedo a la quiropráctica) que tenía escoliosis y por eso, desde mi adolescencia tenía problemas de dolor de espalda. Hoy, una visita mensual me ayuda. Especialmente en las muchas ocasiones en las que las actividades que realizo fuerzan mi espalda, como cuando me he mudado de casa. Eso me ha aliviado una debilidad que tenía en un músculo de mi muslo, la cual había empeorado en dos días. Yo había dejado de asistir a las citas durante varios meses, entonces me di cuenta de que no era el músculo, sino presión sobre los nervios del músculo. La quiropráctica también aumenta la movilidad de mi cuello.

Cuando busqué a Dios para que me ayudara con el trastorno alimenticio, lo hice mediante la oración y el ayuno (lo que fue realmente difícil). El ayuno sirvió para calmar mi carne con el fin de que pudiera escucharlo más claramente cuando buscaba guía e instrucción. Dios me respondió enviándome personas

que eran como yo, pero que
habían encontrado una respuesta
a sus problemas de alimentación.
Me desintoxiqué y comencé de
nuevo con gran éxito (vea mi
próximo libro sobre este
proceso).

Yo estaba destruyendo mi
cuerpo por la comida. Sin
mencionar lo que el gluten le
estaba haciendo a mis entrañas,
al causarme mala absorción; y
nadie me lo dijo tampoco.
Mantengo a la vista la cita bíblica
que habla de cómo el profeta
Daniel "se propuso en su
corazón" no comer lo que se
comía en el perverso sistema de
la tierra de Babilonia; él se
comprometió a hacer esto por
adelantado; había sido entrenado
en la Palabra de Dios sobre qué

comer y qué no comer. Y se trataba de comida sacrificada principalmente a otros dioses, según creo, a un dios de la gula. Iba a seguir sus convicciones, y debido a que él dio el primer paso, Dios lo honró y el eunuco le permitió comer como él quería. Y gracias a eso, tenía un mejor aspecto.

En su sabiduría, Daniel sabía que si comía esa comida iba a profanar su cuerpo, así es como lo veo a la luz de mi propia experiencia. Él recibió, además, muchos beneficios en la situación en la que se encontraba. Daniel sobrevivió al foso de los leones; y obtuvo mucha sabiduría y salud.

Como sabemos, Dios les dio a los israelitas un plan de

alimentos para cuidar la salud; él
sabía qué cosas podrían dañar sus
cuerpos. Al principio, le dijo a
Adan qué comer, y puso a su
alrededor los alimentos para que
pudiera tomarlos. Los médicos
deben prescribirles a sus
pacientes lo que deben hacer para
estar sanos, pero esto no sucede
en el perverso sistema de la
tierra.

Capítulo Siete
El Conocimiento Realmente es Poder

Proverbios 1:7 "El temor del Señor es el principio de la sabiduría".

"Mi pueblo es destruído por falta de conocimiento". Oseas 4:6

"Sean transformados mediante la renovación de su mente. Así podrán comprobar cuál es la voluntad de Dios, buena, agradable y perfecta". Romanos 12:1b

Había muchas cosas que yo no sabía sobre el Reino de la Salud; fue como volver a la universidad. Me di cuenta de que era de verdad un sistema y que hay herramientas que, si uno quiere, se pueden usar para obtener la salud divina, como la fe, el conocimiento, la confianza, la obediencia y la disciplina.

Al principio, tuve que orar para pedirle a Dios que me ayudara con lo que yo pensaba que era mi "problema de peso"; podía perder y ganar peso, pero no mantenerlo. Noté que con el peso venían los problemas de salud. ¿Por qué no lograba tener éxito? Cuanto más lo intentaba, peor. Era un buen momento para pedir ayuda.

Poco a poco, Dios comenzó a guiarme hacia la fisiología, a revisar lo que ya había aprendido sobre el cuerpo y cómo podría utilizar dicho conocimiento para comprender el funcionamiento del Reino de la Salud. Comenzó a explicarme las preguntas que yo subconscientemente le había hecho en mi época de estudiante. Cosas como ¿por qué hay tres sistemas en el cuerpo que utilizan energía? Y ¿cómo el perverso sistema de la tierra usa uno para el aumento de peso y la enfermedad, y Dios usa el de la pérdida de peso y la salud? La primera forma era como quemar carbón para combustible y la otra era como usar gas natural, un combustible más limpio y eficiente.

Esto comenzó a poner en movimiento en mí una serie de procesos de pensamiento, los cuales me llevaron a entender de mejor manera por qué las personas están enfermas y por qué están bien. Sé que tengo ventaja sobre la gente que no tiene conocimientos médicos, pero fue bueno poder finalmente tomar lo que sabía desde antes y aplicarlo de una manera práctica al cuidado de la salud, y luego usarlo como un sistema para la salud divina.

En lugar de tratar los síntomas, Dios, el Gran Médico, trata las causas. En lugar de tratar solo el cuerpo, él trata el alma y el espíritu. Debido a este enfoque, las personas se curan y experimentan un bienestar total; no solo se obtiene el alivio temporal, sino el paquete completo. Me ocuparé de la comida en un minuto.

Cuando estaba en la universidad, parecía que la mayoría de las clases que recibíamos sobre enfermedades comenzaban con "etiología desconocida", lo que significa que no saben qué es lo que causa la enfermedad. Yo pensaba subconscientemente "¿no saben qué causa esto?, entonces, ¿cómo podemos resolver el problema si no lo sabemos?" Estudiábamos el cuerpo humano, que sin duda es la máquina natural más increíble que hay en la tierra, y nos hablaban de lo poco que se sabía sobre cómo funcionaba.

Sin embargo, en la "medicina moderna" había descubrimientos todo el tiempo: las cosas cambiaban constantemente. Estudiábamos todos esos sistemas, con todas las cosas que podían salir mal. Las curas de las enfermedades se basaban en muchas suposiciones y especulaciones y algunas no eran precisas. En la práctica de enfermería, durante un tiempo hacíamos intervenciones de este tipo y luego lo cambiaríamos a la manera anterior; era en ciclos. Cuando no entendíamos las cosas, teníamos que adivinar conforme a lo que se podía observar. Cuando ocurrían suficientes incidentes, llegábamos a una conclusión acerca de cómo algo funcionó o respondió. La mayoría de las veces, lo más valioso que teníamos eran la intuición y la experiencia. Entonces hubo un movimiento hacia la práctica basada en la evidencia.

Pero a medida que pasaba el tiempo comencé a darme cuenta

de que el peso no era realmente mi problema, sino la comida. Hoy creo que son dos las cosas que causan la mayoría de las enfermedades: algo que ponemos en nuestros cuerpos, que no deberíamos, y algo que no estamos poniendo en nuestros cuerpos que sí deberíamos poner. El asunto del trigo y la lactosa me lo aclaró.

En Deuteronomio 28, Dios explica, primero lo que sí debemos hacer y los resultados, y luego lo que no debemos hacer y los resultados; básicamente nos dice que esa es la fórmula para vivir.

Quizá Dios tenga que llevarnos a través de una serie de eventos para conducirnos a un estado saludable, pero sucederá.

Lo que no sabemos es lo que realmente está causando nuestras enfermedades y mala salud; y no sabemos que no sabemos, así que obtener el conocimiento que necesitamos es algo invaluable.

La salud es una vasta área de conocimiento, por lo que los médicos no pueden saber todo para podernos ayudar; aunque cuando estamos enfermos y sufriendo, confiamos en un médico. Sin embargo, nuestros médicos están capacitados únicamente para un enfoque muy restringido del sistema general de la ciencia médica. Su perspectiva pasa a través de una lente muy limitada (no sobre la génesis de la enfermedad, o su la curación). No están entrenados para saber lo que causa una enfermedad, sino

cómo manejar una enfermedad
con productos farmacéuticos.

La industria farmacéutica y
la industria médica han manejado
todo el sistema y están unidas.
Entonces, los consumidores
necesitamos saber qué causa las
enfermedades y también que las
drogas no son remedios; pueden
controlar nuestra enfermedad,
pero no curarla, ni siquiera cosas
simples como la acidez
estomacal, mucho menos el
cáncer. Manejarlo nos está
costando una fortuna. Pero hay
muchos tipos de ciencias médicas
que nos presentan una imagen
total y ninguna ciencia tiene
todas las respuestas. El sistema
de medicina natural más antiguo
de la India, la medicina
ayurvédica y la medicina

tradicional de China, son algunas de ellas. La quiropráctica, la acupuntura, la terapia de masaje y la reflexología son algunos de los otros sistemas naturales del "Sistema de Salud de Dios" para la salud y la curación.

Pero en los Estados Unidos, esos caminos hacia la curación no fueron bien conocidos o utilizados hasta los últimos 20 o 30 años, porque nuestro sistema médico tradicional y los doctores son el único tratamiento médico que paga nuestra compañía de seguros. Ellos han logrado que nuestros legisladores no permitan que nadie más que los médicos practiquen la medicina y prescriban drogas. No hay un mercado médico gratuito en los Estados Unidos. Los Doctores en

Medicina han estado dirigiendo la industria médica desde principios del siglo XX. Son buenos para lesiones accidentales, traumatismos, cirugías y problemas médicos agudos, pero las enfermedades crónicas, que es por lo que la mayoría de la gente acude al médico, no pueden tratarlas, excepto con medicamentos sintéticos creados por el hombre. Hay una manera diferente que no conocemos.

Estas son tres cosas que usted debe saber en este momento sobre el Sistema de Salud de Dios: 1) El cuerpo sabe cómo arreglarse a sí mismo, 2) está dotado de una inteligencia dada por Dios, y 3) puede crecer y quiere arreglarse a sí mismo.

Dios lo hizo así. Dios replica nuestro cuerpo a través de la codificación del ADN, ¿verdad? Funciona y crece por sí mismo. Entonces, esencialmente, estamos siendo manipulados. Pero gracias a Dios, él está preparando una generación de médicos que practican la medicina natural y se están entrenando para apoyar al cuerpo, dándole lo que necesita para repararse. No tratan las enfermedades, tratan a las personas. Dejan que Dios sea Dios, le dan al cuerpo lo que necesita y lo dejan sanarse a sí mismo. Ellos siguen los principios de Dios para ayudar con un sistema de salud divino. Estos doctores llaman a las enfermedades de acuerdo con la

deficiencia que tenemos, no con
nombres como asma, diabetes o
artritis.

Leí que existen seis
principios para médicos
naturopáticos:
1. Primero, no haga daño (utilice
las terapias más naturales, menos
invasivas y menos tóxicas)
2. Identifique y trate las causas
(mire más allá de los síntomas, a
la causa subyacente).
3. Sea médico siendo maestro
(educar a los pacientes a seguir
los pasos para lograr y mantener
la salud).
4. Trate a la persona completa
(ver el cuerpo como un todo,
integrado en todas sus
dimensiones físicas y
espirituales).

5. El poder sanador de la naturaleza (confiar en la sabiduría inherente del cuerpo para sanarse a sí mismo).
6. Prevención (enfóquese en la salud general, el bienestar y la prevención de enfermedades). ¡Eso me suena a un Sistema de Salud de Dios! (www.bastyr.edu).

Volvamos a lo nuestro. Solo una buena nutrición y los suplementos ayudan (y no cuestan tanto como los productos farmacéuticos). Hoy, nuestros cuerpos se han quedado sin lo que necesitan para funcionar. Si se cura la deficiencia, los síntomas desaparecen en un 100%. Nuevamente, esto me suena como un sistema divino del cuidado de la salud.

Necesitamos que se nos enseñe a recuperar la salud. Existen 90 nutrientes esenciales necesarios. Nuestro cuerpo necesita 60 minerales, 16 vitaminas, 12 aminoácidos y dos ácidos grasos esenciales todos los días. Sin embargo, no podemos obtener de la comida todos los minerales porque estos ya no se encuentran en el suelo.

La Administración de Alimentos y Drogas (FDA, por sus siglas en inglés) dice que solo podemos tratar enfermedades usando drogas. Por su parte, el campo médico tiene que usar pruebas de diagnóstico, imágenes, cirugías y quimioterapia para tratar las enfermedades. Esto es muy invasivo y costoso; sin embargo, no existe la enfermedad, solo deficiencias (algo que deberíamos comer), y la inflamación debida a la mala nutrición (algo que no deberíamos comer). Este tratamiento no es invasivo. Suena como un principio bíblico, ¿verdad?

El campo de la medicina dice que la mayoría de las enfermedades crónicas son de origen genético o autoinmune. La genética es simplemente el código de ADN o el plano de cómo se producen los tejidos es su argumento para la etiología. No es responsable de la enfermedad; las causas autoinmunes indican que el tejido ha revertido este proceso o se está atacando a sí mismo para

causar enfermedad. Pero la
medicina naturopática dice que
las enfermedades se arreglan con
los nutrientes adecuados
(nutrición). Esto es lo que Daniel
sabía y es la razón por la que
pidió NO comer la comida de
ellos. Enfermedades como el
asma, la diabetes, la fibromialgia
y muchas otras, se deben a
deficiencias. No es que tengamos
un gen malo (los cuales Dios nos
ha dado, debo agregar), lo que
tenemos es un perverso sistema
médico en la tierra con médicos
lamentablemente mal capacitados
para tratar lo que llaman
enfermedad. Su enfoque no es de
joven-gevidad; su objetivo no es
acabar con el sufrimiento
humano.

Así que, en un sistema divino de cuidado de la salud, comenzamos con fe y aprendemos a confiar en la guía de Dios. Aprendemos sus nuevos caminos y nos volvemos obedientes y disciplinados. Luego él nos da médicos que nos enseñan y respaldan su sistema de atención médica. Ese es el orden correcto. Pero con el perverso sistema de la tierra, por ejemplo, la industria médica trata la misma artritis con medicamentos antiinflamatorios, medicamentos para el dolor, cirugía, medicinas para el dolor de nuevo, más medicamentos antiinflamatorios y más cirugía; pero el paciente no mejora. Creo que yo prefiero la solución nutricional y los suplementos.

Capítulo Ocho
Disciplina

Entonces, ¿cómo puedo sanarme? Comience a creer en que Dios le dará guía para su situación particular. Confíe en sus principios bíblicos y, sobre todo, ¡deje el perverso sistema de la tierra!

Cuando yo me embarqué en este viaje, esperaba que fuera fructífero, pero nada que valga la pena tener es fácil. Las cosas de Dios son gratuitas pero no BARATAS. Siempre han requerido esfuerzo, por lo que ser haragán (perezoso) no nos lleva a ninguna parte; yo debo hacer mi parte y trabajar para lo que quiero. Lo más importante es que eso requiere disciplina; no puedo estar disperso, desorganizado y perezoso si quiero lograr algo valioso.

María, la madre de Jesús, tenía una tarea bastante difícil: tuvo que soportar las críticas y casi perder a su esposo prometido, porque en la cultura judía estaba prohibido resultar embarazada antes del matrimonio. Estoy segura de que todos los demás pensaron que ella había cambiado y se había vuelto rebelde. Vemos cómo, por medio del consejo del ángel ella se fue a casa de su prima Isabel y se quedó con hasta que dio a luz a su hijo Juan. Esto le dio un descanso. Incluso se fue de la ciudad por un designio divino y dio a luz a su bebé en Belén, lejos de su comunidad. Pasaron varios años hasta que regresó, pero ella permaneció en el camino indicado. A José, su esposo, Dios le dijo cuál era su parte porque él tampoco le creía a María.

Recordemos cómo, al principio de este libro, el intruso tuvo que cavar un hoyo y colocar el tesoro en él para poder ir a recaudar el dinero necesario para comprar el campo, no podía sentarse a esperar a que le llegara a sus manos. Si queremos las cosas del Reino de Dios que yo he descubierto, debemos mantenernos vigilantes, atentos, sobrios de mente, activos, trabajando, llevando nuestra cruz y siendo productivos. Además, tendremos que soportar la persecución, y si no tenemos una ética de trabajo, estaremos en problemas: el que no trabaja, no come; tenemos que ser como la hormiga.

La definición de disciplina es: "una forma de comportamiento que indica la voluntad de obedecer reglas u órdenes, un comportamiento que se juzga según lo bien que se sigue un conjunto de reglas u órdenes, instrucción". Dios dice repetidamente, especialmente en Deuteronomio 28, que si se escucha con diligencia su voz y se observan sus mandamientos, él responderá haciendo su parte, y nos pondrá en alto. Para obtener salud celestial, tenemos que ser disciplinados como los soldados, en nuestra vida y en nuestros asuntos. Esto requiere

estudio, organización,
disposición y trabajo arduo.

Yo tuve que establecer un régimen de oración, ayuno y meditación, lectura de la Biblia, ir a la Iglesia, participación y servicio. En mi vida personal, he tenido que hacer listas de compras, diarios de alimentos, registros financieros, calendarios y carteles de metas. Tuve que entregar mi cuerpo, el templo del Espíritu Santo, para ser consagrado y seguir el conocimiento práctico según Dios me estaba guiando. Fue un compromiso con Dios, ya que Él se había comprometido conmigo.

Iba a la iglesia regularmente y asistía al estudio bíblico para mantener mi fe; cambié todo mi estilo de vida. Cuando luché por dejar los cigarrillos, tuve que encerrarme en la casa durante una semana para evitar comprarlos; estaban a la venta en todas partes. Compré comida y simplemente no salí de la casa. Sabía que manejar por cualquier cuadra me recordaría el hecho de que podía parar y comprar algunos. Una mañana me senté en el porche y me invadió una fuerte necesidad de fumar; yo sabía que era débil y no podía someter a mi carne a ningún reto en ese momento. Sabía que lo que estaba tratando de hacer era porque tenía qué hacerlo, pero no sabía cómo lo iba a poder lograr a continuación.

Mientras estaba allí sentada, comencé a sentir una presencia bondadosa frente a mí; parecía suplicarme que solo esperara, y yo sabía que tenía que ser el SEÑOR. Esperé hasta que pasó, pero sentir su presencia allí conmigo me hizo llorar, porque supe que él me amaba mucho. Eso me distrajo de pensar en fumar y lo superé. Antes había intentado dejar el hábito junto con mi esposo. Ambos oramos y comenzamos a abstenernos de fumar, pero al día siguiente noté que toda la zona de mi cuello estaba sensible y dolorosa al tacto. Se lo mencioné y él me dijo, "que raro, mi cuello está igual". Yo creo que Dios estaba curando sobrenaturalmente nuestras gargantas de las toxinas, simplemente porque estábamos tratando de dejar de fumar. Y como éramos una pareja, lo que él hacía por mí también lo estaba haciendo por mi esposo. Tengo que admitir que no podría haber recibido eso de un médico.

Cuando comencé a trabajar el asunto de "la comida", me sentí abrumada. Una amiga me dijo que había dejado el azúcar y yo, en el fondo de mi mente, sentí que ella estaba en otra categoría porque eso nunca me podría pasar a mí en esta vida. ¿Cómo podía concebir siquiera hacer algo así?, entonces no podría comer nada; así que le pregunté "¿entonces qué comes?" Ella dijo "me hago una ensalada de pollo". ¡Guau!, pensé, al menos eso es algo; no podía pensar en nada más.

¿Tiene usted alguna idea de lo que tuve que orar para sacar el

azúcar de mi vida, o el trigo?
Eran mis mejores amigos; todo
contiene trigo, y azúcar también
¡Pero esto de la diabetes se está
volviendo ridículo! No quería
tener que inyectarme como mi
abuela, mi tío y MI MADRE...

Hoy, lo crea usted o no, eso
ya no está en mi sistema. Esté
atenta porque le diré cómo lo
hice. Es una historia larga, pero
puedo contarle esto: mis ataques
de ansiedad han desaparecido,
estoy durmiendo como una
piedra por las noches y esas
tercas 15 libras se esfumaron.
Incluso tuve que agregar
alimentos a mi plan para detener
la pérdida de peso. ¡Tengo la
energía que nunca tuve antes y
me encanta cómo me veo! Esos

beneficios me fascinan... ya que me llevan a las posibilidades.

Capítulo Nueve
Qué tan Bueno se Vuelve

Un sistema de salud de Dios va más allá de lo que uno normalmente esperaría del perverso sistema de la tierra, ya que se ocupa de las situaciones de crisis y emergencia de la manera más sorprendente.

Una noche estaba acostada en la cama, luchando contra un terrible ataque de ansiedad y sintiendo que yo estaba fuera de mí por el miedo. Entonces percibí una presencia en la habitación, como si estuviera parada a los pies de mi cama. De repente, sentí que algo soplaba en mí; era un soplo tan fuerte que al llegar a mí, me presionó y luego entró en mi cuerpo. Estaba tan lleno de paz que no recordé lo que había pasado hasta que desperté a la mañana siguiente. Ese soplo de paz me había hecho dormir profundamente. Ahora sabía que Dios podía tratar con mis problemas emocionales.

Entonces comencé a buscar a Dios por medio de la oración y el ayuno. Permítame dedicar un momento para hablar de esto. Dios dijo que si su pueblo se humillase (ayuno) y orara, él lo honraría porque es en esos momentos que nosotros lo ministramos, o esperamos en su presencia, o nos hacemos siervos de él.

En una ocasión, después de un ayuno parcial de tres semanas, mi nieta llegó a casa luego de visitar a su papá y descubrimos que había dejado de morderse las uñas; todas habían crecido de manera uniforme.

Recuerdo cuando compartir con una amiga sobre la bondad de Dios y ella me contó que un día estaba comiendo algo y comenzó a ahogarse; estaba sola y no había nadie que la ayudara. ¡De la nada, según dijo, algo la golpeó en la espalda y el trozo de comida salió volando de su boca!; yo no creo que ella haya inventado eso. Un día yo empecé a asfixiarme mientras tragaba una gran píldora de vitamina; aún podía hablar, pero no podía sacarla de mi garganta. Traté de vomitarla, pero no estaba en mi esófago, así que no funcionó; probé hacer la maniobra de Heimlich, en la silla, pero eso tampoco funcionó. Comencé a asustarme, pensando que eventualmente podría entrar en mis pulmones, así que pensé que era mejor llamar al Servicio de Emergencias Médicas (EMS, por sus siglas en inglés). Entonces oí una voz que me decía "pon tus dedos así..." y de inmediato tuve la visión de juntar el pulgar y el índice para formar el pico de un pájaro. Luego dijo "haz esto" y tuve otra visión de mis dedos pasando por mi cuello sobre mi garganta. ¡Lo hice y la píldora que estaba colocada de costado en mi garganta, como una pelota de fútbol americano, subió directamente hacia arriba!

Pero esto no es nada en comparación con algunas cosas extraordinarias que se han

documentado. He estado leyendo
que el sistema de salud de Dios
en otros países ha realizado
curaciones que son increíbles. La
curación natural en países como
India utiliza hierbas, vegetales,
minerales y remedios lácteos que
hacen que los tejidos se
regeneren; los dientes comienzan
a crecer de nuevo, el cabello se
vuelve negro, las articulaciones,
los huesos, los ligamentos y los
tendones comienzan a
regenerarse y las personas se ven
varios años más jóvenes cuando
completan el tratamiento.

Los rusos investigan los
péptidos que pueden hacer que
los miembros vuelvan a crecer
(está en YouTube). Dedos han
vuelto a crecer, inclusive
reemplazando la uña; hasta han

hecho que las glándulas suprarrenales vuelvan a funcionar.

Los problemas oculares provocados por el daño oxidativo, debido a los radicales libres en las estructuras oculares como la retina, los lentes o el sistema circulatorio que alimenta el ojo, se resuelven. Estos problemas se curan con el apoyo nutricional (el alimento que Dios nos ha dado), que le da al cuerpo muchos antioxidantes. No necesitamos gastar miles de dólares en imágenes radiológicas y pruebas; necesitamos eliminar los alimentos que causan daño oxidativo a los tejidos. La mayoría de las veces nuestros cuerpos solo responden a procesos inflamatorios debido a los malos alimentos.

Me senté en el consultorio de un médico, donde las personas no recibían quimioterapia sino apoyo nutricional para el tratamiento del cáncer.

Estaba leyendo sobre el caso de un pastor muy conocido, cuya hija estaba muriendo de asma en el hospital, un problema que también tenía mi nieto. Ellos fueron con médicos naturópatas, luego de haber convencido a sus doctores para que les permitieran intentar tratarla, ya que la niña no podía abandonar el hospital. Comenzaron el tratamiento mientras ella estaba allí; esos médicos le dieron suplementos nutricionales y ella salió del hospital poco tiempo después.

He oído que el ayuno, que la mayoría de la gente simplemente no puede o no quiere hacer, y que Dios mismo sugiere, puede sanar nuestros cuerpos. Creo que es increíble, después de ver lo que hizo por mi nieta. Pero leí que un ayuno prolongado, como lo hizo Jesús, puede causar que el cuerpo se desintoxique, al punto de atacar los tumores y comérselos. ¡Pienso que es una quimioterapia increíble! Lo más impresionante es el poder espiritual y la sanación que esto produce, ejemplificados por Jesús y el enorme poder que tuvo después de su ayuno. El enfoque holístico para la curación es indescriptible.

Así que quiero alentar a mis lectores a darle una oportunidad a Dios, como yo lo hice.

Permítale que Él sea el guía, por supuesto. Lo importante es que usted no pierda esta oportunidad de ver lo que Dios puede hacer. "Prueben y vean que el SEÑOR es bueno". Salmos 34: 8

Solo deseo contarle lo que usted puede esperar cuando ingrese al sistema de salud de Dios, es un viaje emocionante y su final es la verdadera riqueza a través de la salud y la prosperidad. Yo tuve que dar un paso de fe para experimentarlo.

Si disfrutó leyendo este libro, puede leer más libros de la autora:

1. *Natural Cures for Perfect Health: Jesus Christ Will Cure You But the Doctor's Won't*
http://amzn.to./2Dz23a0
2. *Health Food Book, Detox Diet for Long Term Health*
http://amzn.to/2pdf536
3. *Aniya's Health and Food Book*
http://amzn.to/2tnCi4b
4. *Aaron's Preschool Book Fruits of the Spirit*
http://amzn.to/2p4n5Hn
5. *Aaron's Preschool Book For 3 Year Olds: A Little Boy's Adventures*
http://amzn.to/2qzFgo5
6. *Aaron and Aniya's Beginners Bible, A Children's First bible Book*

http://amzn.to/2t5vCau
7. God's Health Care System,
Receiving Healing Health Stories
From The Holy Bible
http://amzn.to/2CYociL
8. El Sistema de Salud de Dios,
Dios Tiene su Propio Sistema
que Funciona
http://amzn.to/2legDTF

Después de leer este libro, si usted siente que le he proporcionado contenido de calidad e información valiosa, ¿me haría un ENORME favor? Le agradecería que escribiera una excelente reseña de cinco estrellas para este libro en Amazon. Ojalá nuestros caminos se crucen en algún momento de nuestras vidas y podamos conocernos en persona. ¡Oro por que usted sea bendecido con una salud perfecta, riqueza abundante y felicidad sin fin! No dude en ponerse en contacto conmigo a la siguiente dirección de correo electrónico. ¡Dios lo bendiga! Shellyjenkins13@gmail.co

Sobre la Autora

Shelly Jenkins es originaria de Chicago, Illinois y ha sido creyente en Cristo desde su que alcanzó la edad adulta. Es una ávida biblista, profesora de salud natural certificada, licenciada registrada en enfermería por más de 32 años, ha trabajado en diversas áreas, incluyendo la salud materna infantil, la educación en enfermería y los servicios de bienestar infantil. Actualmente, y por más de 12 años, ha sido enfermera de escuela y asesora de enfermería legal. Ella tiene pasión por la salud, la curación y el bienestar por medio de una perspectiva bíblica. En su tiempo libre es artista. Es madre de dos hijos y

abuela de cuatro y actualmente
vive en Columbus, Ohio.

Shelly Jenkins
Correo Electrónico:
shellyjenkins13@gmail.com
www.godshealthcaresystem.com